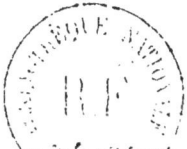

LES

VÉRITABLES CENTRES

DU MOUVEMENT

MACON, PROTAT FRÈRES, IMPRIMEURS

Prof. Dr ALBERT ADAMKIEWICZ

LES

VÉRITABLES CENTRES

DU MOUVEMENT

ET

L'INCITATION MOTRICE VOLONTAIRE
(OU L'ACTE DE VOLONTÉ)

TRADUIT DE L'ALLEMAND

PAR

La Baronne HENRI DE ROTHSCHILD

(Avec une figure dans le texte.)

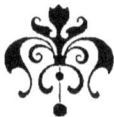

PARIS

LIBRAIRIE MÉDICALE ET SCIENTIFIQUE

JULES ROUSSET

1, Rue Casimir-Delavigne et 12, Rue Monsieur-le-Prince

1910

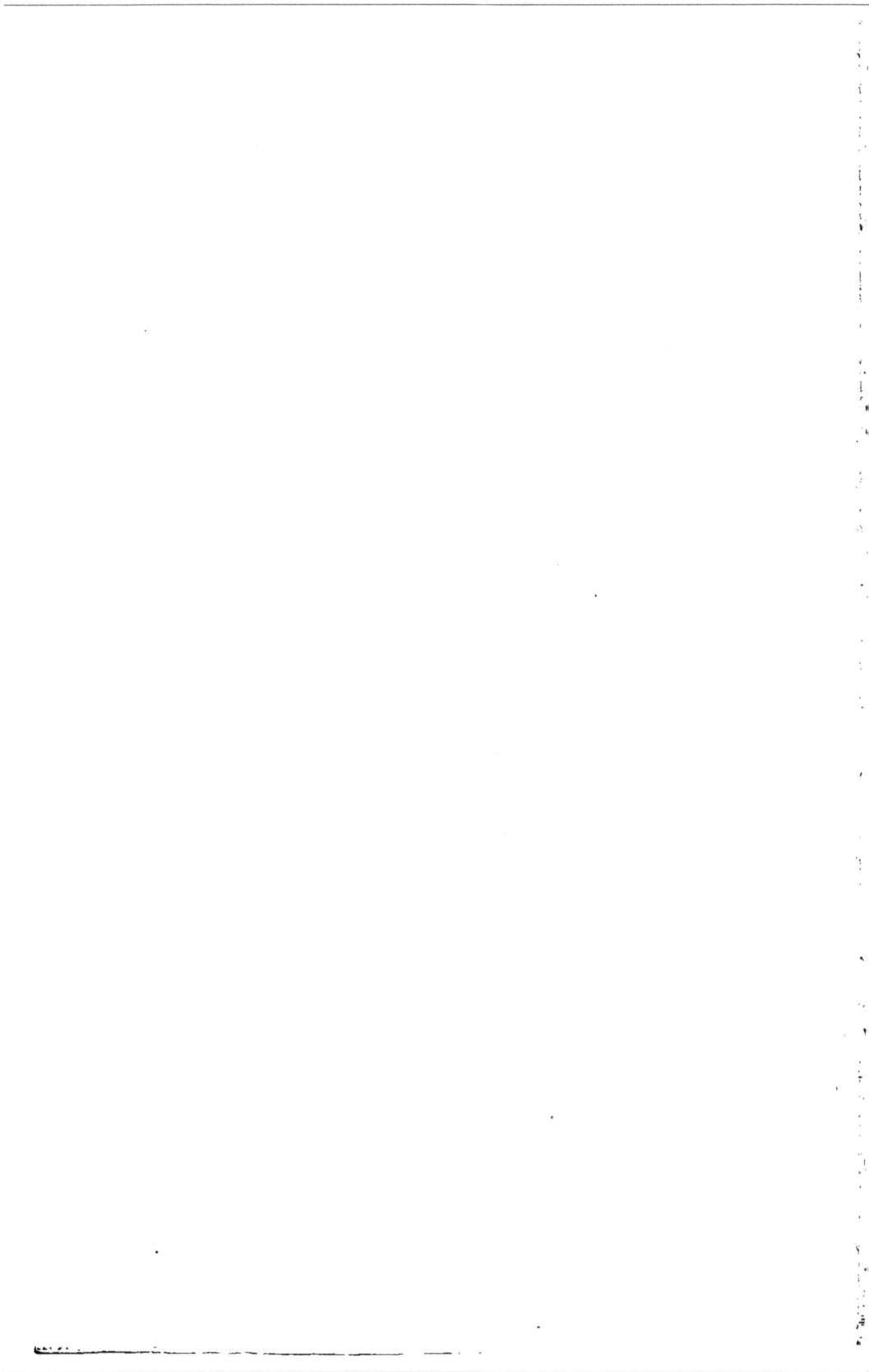

I

LES TERRITOIRES PSYCHIQUES DU CERVEAU.

En 1870, Fritsch et Hitzig ont démontré qu'au moyen d'un courant électrique appliqué au cerveau, on pouvait mettre en mouvement les muscles du corps.

Depuis lors, l'écorce cérébrale est considérée comme le lieu d'origine des mouvements corporels.

On a ensuite localisé plus exactement ce lieu d'origine. On a établi qu'il se trouvait devant et dans les circonvolutions centrales, et qu'il occupait notamment le territoire de ces circonvolutions.

Sept ans plus tard, Munk a trouvé que les surfaces de l'écorce cérébrale, situées derrière les circonvolutions centrales, étaient affectées aux *perceptions sensorielles.*

En conséquence, on a partagé l'écorce cérébrale en deux grandes sections : une section antérieure, motrice, c'est-à-dire servant à transmettre les incitations motrices volontaires, et une section postérieure, sensorielle, plus grande, servant à recevoir les excitations sensorielles.

Cependant, en 1883[1], j'ai démontré qu'en principe, il n'y a pas lieu de distinguer entre région motrice et région sensorielle de l'écorce cérébrale. *C'est plutôt dans toute son étendue que l'écorce est sensorielle.* C'est elle qui est exclusivement le siège, le *lieu d'origine de l'âme.* Comme telle, elle embrasse et gouverne tous les organes du corps qu'elle localise dans des territoires homologues au point de vue anatomique et équivalents au point de vue physiologique.

L'écorce ne comporte donc pas de sections spéciales pour les incitations motrices volontaires et pour les excitations sensorielles, mais uniquement des territoires psychiques délimités, correspondant aux divers organes. Et qu'il s'agisse du mouvement, ou des fonctions de la vue, de l'ouïe, du goût ou de l'odorat, *chacune de ces fonctions possède sur l'écorce son territoire particulier et commande psychiquement à tout ce qu'il lui faut d'incitations motrices et d'excitations sensorielles à utiliser dans l'accomplissement de sa tâche.*

1. *Sitzungsber. d. k. Akad. d. Wissensch.* Wien, 1883, Sect. d'hist. nat. et de mathém., LXXXVIII, 3ᵉ part., p. 113. Pression cérébrale et compression cérébrale.

D'où il s'ensuit que l'écorce cérébrale ne comporte ni section sensorielle, ni section motrice, comme on l'avait admis autrefois ; elle présente exclusivement des territoires psychiques, équivalents au point de vue physiologique et égaux en nombre aux organes du corps. Par conséquent, l'écorce cérébrale renferme un territoire psychique pour la musculature, un pour l'organe de la vue, un pour l'organe du goût, un pour celui de l'odorat, et, comme l'âme commande non seulement aux fonctions animales, mais encore aux fonctions végétatives, elle possède également un territoire d'où elle gouverne les appareils de la vie végétative. C'est ainsi que le lobe occipital n'assure pas seulement les perceptions rétiniennes, mais encore, je l'ai démontré en 1883[1], *tous les processus moteurs, sécréteurs et trophiques indispensables à la fonction de l'œil.* Le lobe temporal préside non seulement à l'audition, mais encore à toutes les autres opérations de l'ouïe qui sont en rapport avec cette fonction. Les lobes frontaux représentent le territoire psychique du mouvement ; ils régissent donc non seu-

1. *Sitzungsber. d. k. Akad. d. Wissensch.* Wien, 1883, *loc. cit.*

lement l'aptitude motrice propre à la musculature, mais de plus et en même temps, toutes
les fonctions secondaires du mouvement qui
accompagnent celui-ci, entretiennent le sens
du mouvement et de la vigueur, et sans lesquelles les muscles n'accompliraient pas leur
fonction, selon les lois de la physiologie. Tous
les territoires psychiques de l'âme sont donc
des régions non seulement coordonnées et
équivalentes, mais encore fonctionnellement
identiques, où l'âme reçoit des excitations
sensorielles, d'où elle envoie des incitations
motrices volontaires et où les deux sortes
d'impulsions se différencient uniquement par
la qualité des fonctions fondamentales propres
à chaque région, et par la quantité des voies
motrices et sensorielles dévolues à ces fonctions fondamentales.

Ainsi, le territoire psychique des muscles a
pour fonction fondamentale l'envoi d'impulsions ; le territoire psychique de chaque
organe des sens a pour fonction fondamentale
la réception d'impulsions. C'est pourquoi le
nombre des fibres nerveuses qui, des lobes
frontaux, territoire psychique du mouvement,
se dirigent vers la périphérie, dépasse de
beaucoup le nombre de celles qui, de la péri-

phérie, se rendent aux lobes frontaux, tandis que pour le territoire psychique des sens, c'est exactement l'inverse qui a lieu : la masse des fibres qui en partent ne représentant qu'une très petite partie, presque rien, si on la compare au nombre de celles qui s'y rendent.

II

LES VOIES DE CONDUCTION DE LA VOLONTÉ ADMISES JUSQU'A CE JOUR.

Etant donné que la musculature est l'organe le plus massif du corps, puisqu'elle représente environ le tiers de son poids total et que cette masse est mise en mouvement par les lobes frontaux du cerveau, qui accomplit ainsi le plus grand travail mécanique dont le corps soit capable, l'on a pensé que c'était pour cette raison que les cordons nerveux dont les lobes frontaux disposent pour l'accomplissement de cette fonction, la plus puissante de toutes, sont constitués par un groupe de fibres d'une puissance correspondante, et que non seulement ils détiennent la majeure partie de la couronne rayonnante, mais encore se réunissent pour former les plus forts des cordons composant la substance de la moelle épinière, les deux paires de cordons des pyramides.

L'on admet donc comme un fait des plus certains de la science que la *volonté* prend son origine dans l'écorce des lobes frontaux et que, de là, par les fibres de la couronne rayonnante, notamment celles de la capsule interne et puis du pied du pédoncule du cerveau, elle envoie aux pyramides ses puissantes incitations motrices, dont la majeure partie descendrait en s'entre-croisant dans les parties postérieures des cordons latéraux et la moindre partie directement dans les cordons antérieurs de Türck, pour pénétrer, enfin, à travers les ganglions des cornes antérieures et les faisceaux radiculaires antérieurs, dans les racines antérieures et, par là, dans les muscles du corps.

Suivant cette théorie, *les voies de conduction de la volonté seraient limitées au cerveau et à la moelle épinière ;* aucune autre partie du système nerveux central ne viendrait circonscrire ou partager l'empire souverain du cerveau, d'une part sur la volonté elle-même, d'autre part sur les organes dont il dispose pour exécuter ses ordres.

Cependant, quelque solides que paraissent

être les bases physiologiques et pathologiques sur lesquelles s'appuie cette théorie, il s'en faut qu'elle soit tout à fait exacte. Je me propose, en effet, de fournir, dans les pages qui vont suivre, la démonstration de ce que *le cerveau ne commande pas souverainement à la fonction motrice* et qu'il partage l'empire sur cette fonction, la plus puissante de toutes, avec un organe dont le rôle physiologique passe non seulement pour n'être *pas encore éclairci*, mais encore, suivant une haute autorité, pour *n'être nullement indispensable ;* cet organe, c'est le cervelet.

III

LE CERVELET D'APRÈS LES RECHERCHES ANTÉRIEURES AUX MIENNES.

Cependant, avant de démontrer que le cervelet non seulement partage avec le cerveau l'empire de la fonction motrice, mais encore représente *le véritable organe du mouvement, l'atelier contenant le mécanisme du mouvement*, je dois tout d'abord exposer brièvement et les résultats des recherches qui ont été faites jusqu'à présent sur la fonction du cervelet et l'opinion aujourd'hui dominante sur cette question.

Les recherches sur le rôle du cervelet, bien que se poursuivant depuis déjà près d'un siècle, n'ont pas encore jusqu'à présent abouti à déterminer ce rôle d'une façon indiscutable.

Luigi Rolando [1] fut le premier qui, dès 1809, ait essayé de déterminer les fonctions du cervelet par la méthode expérimentale. Et Luigi Luciani [2] a été, sinon le dernier, du moins le seul expérimentateur qui se soit imposé la tâche pénible non seulement de passer en revue l'amas énorme et extrêmement embrouillé des faits consignés depuis un siècle dans la littérature relative au cervelet, mais encore de contribuer, par huit années de laborieuses recherches expérimentales, à la solution d'un problème, qui ne saurait être considérée comme définitive, mais que ses successeurs ne sont pas parvenus à faire avancer davantage.

Le travail de Luciani représente donc le

1. Saggio sopra la vera struttura del cervello e sopra le funzioni del sistema nervoso. *Sassari*, 1809.

2. Das Kleinhirn (le cervelet). *Leipzig*, 1893.

point de vue actuel de la physiologie du cervelet. En voici le résultat.

Tous les expérimentateurs, de Rolando à Luciani, inclusivement, ont cherché à approfondir la fonction du *cervelet* en lui infligeant des *lésions*, à la suite desquelles ils ont vu se produire une série de phénomènes qui revenaient toujours avec une grande régularité, mais qui n'en étaient pas moins sujets aux interprétations les plus diverses.

Pour ce qui est des phénomènes déterminés, tant par les lésions artificielles que par les troubles pathologiques, donc naturels, du cervelet, ils rentrent tous dans la catégorie des troubles moteurs. Ils se manifestent de deux manières : d'une part, en *réduisant* ou en *supprimant l'usage normal de l'appareil moteur* et, d'autre part, en assujettissant cet appareil moteur au pouvoir d'impulsions qui non seulement ne procèdent pas de la volonté, mais sont encore absolument soustraites à son influence.

Autant le résultat de ces expériences s'est trouvé être constamment, uniformément, le même, autant les explications qu'on a voulu donner du phénomène lui-même ont été dissemblables, multiples, diverses, de sorte que, dans le pêle-mêle extraordinaire des interprétations qu'il a suscitées, il ne s'est trouvé ni notion précise de la fonction du cervelet, ni encouragement à poursuivre les recherches sur cette question.

Cependant, parmi les innombrables essais d'explications, on peut distinguer, eu égard à la conception fondamentale qui les domine, trois groupes plus ou moins nettement délimités, dont chacun porte la marque du sceau de son représentant classique.

D'après Rolando, le cervelet, qui déjà par sa structure lamellaire rappelle la pile voltaïque, est « une machine électro-motrice », *le moteur des mouvements corporels*, et, comme tel, il est soumis à l'influence du cerveau, c'est-à-dire, au *travail de la volonté* qui y prend son origine.

Flourens [1], au contraire, considère le cervelet comme l'organe de la « coordination » ou de la « régulation », donc comme le « régulateur des mouvements et des attitudes du corps », et il base cette opinion sur ce que le pouvoir d'exécuter ces mouvements et de

1. Recherches expérimentales sur les propriétés et les fonctions du système nerveux dans les animaux vertébrés. *Paris*, 1842.

prendre ces attitudes ne varie pas tant que le cervelet demeure intact, même après l'ablation du cerveau.

Pour Magendie [1], enfin, le cervelet était l'organe central de l'équilibre du corps au repos ou en mouvement, et il considérait les troubles moteurs consécutifs aux lésions infligées au cervelet des animaux comme une sorte d'étourdissement résultant de la rupture de l'équilibre.

Comme Luigi Luciani le fait remarquer dans l'analyse des travaux qu'il cite, c'est principalement à la conception de Flourens et de Magendie que s'est ralliée la majorité des chercheurs ; la théorie de Rolando est presque entièrement tombée dans l'oubli. Chose curieuse, Luigi Luciani trouve cela tout naturel. Non pas qu'il entende par là souscrire sans réserve à la conception de Flourens et de Magendie, c'est plutôt par estime profonde pour « l'exactitude de leur méthode physiologique » (!), qu'il néglige d'ailleurs pour créer lui-même une théorie « toute nouvelle » de la fonction du cervelet.

Cette théorie, élaborée avec un soin merveil-

1. Précis élémentaire de physiologie. *Paris*, 1825.

leux et grâce à un travail mené avec une patience et une persévérance extraordinaires, peut être résumée comme suit :

Une vaste et profonde destruction, voire l'ablation totale du cervelet, n'engendrerait ni paralysie partielle, ni paralysie générale des sens, du mouvement (!), de la sensibilité, de la pensée et de la volonté.

Il en résulterait, d'après Luciani, que le cervelet, ainsi que toutes ses dépendances, ne serait qu'un petit organe relativement autonome et, jusqu'à un certain point, « indépendant » du grand système cérébro-spinal, par conséquent, un simple « appendice » de celui-ci, enfin quelque chose de « tout à fait superflu ».

Luciani poursuit : « Le cervelet est un organe à fonction bilatérale se manifestant de préférence directement, tandis que les hémisphères du cerveau, tout en fonctionnant bilatéralement, exercent leur activité en sens croisés. »

« Nos expériences nous induisent à affirmer que l'influence directe et l'influence croisée de l'innervation cérébelleuse ne se limitent pas aux muscles qui interviennent dans les différentes formes de la station debout et de la locomotion, mais qu'elles s'étendent à tous les muscles *volontaires*, avec cette réserve, cependant, qu'au lieu de s'exercer au même degré sur les divers groupes de muscles, elles se manifestent d'une façon prépondérante sur les muscles des extrémités *inférieures et postérieures*, de même que sur les muscles extenseurs de la colonne vertébrale. »

« *La science*, conclut Luciani, *n'est pas en mesure d'expliquer ces faits, aussi certains qu'obscurs, sous le rapport des conditions anatomo-physiologiques qui les déterminent.* »

Toutefois, de l'ensemble des recherches de Luciani il résulterait les faits suivants : L'importance fonctionnelle du lobe médian du cervelet ne serait ni plus grande, ni même autre que celle des lobes latéraux ; les différents segments du cervelet posséderaient tous en général la « même » fonction. Le lobe moyen pourrait, en cas d'élimination, être en grande partie suppléé par les lobes latéraux, c'est-à-dire être compensé au point de vue organique. En général, que les mutilations du cervelet aient été symétriques ou asymétriques, limitées ou étendues, les phénomènes qu'elles déterminent ne différeraient pas sous le rapport de leur nature ou de leurs caractères, mais

2

seulement sous le rapport de leur *intensité*, de leur *extension* et de leur *durée*, ainsi que de leur manifestation plus ou moins nettement prononcée dans les muscles de l'un ou de l'autre côté.

Dès lors, si l'on voulait s'en tenir dans les limites des faits acquis jusque-là, avant que de nouvelles données expérimentales soient venues transformer nos connaissances actuelles, il serait « *impossible* » de considérer le cervelet comme un organe réunissant des centres différents et fonctionnant différemment, en ce sens que chaque segment serait en rapport intime ou direct avec un groupe spécial de muscles et, par suite, comporterait une fonction particulière. Tout, au contraire, porterait à faire supposer que *le cervelet fût un organe* « *homogène* » *au point de vue fonctionnel et que, par conséquent, chacun de ses segments ne possédât d'autre fonction que celle de l'organe tout entier et n'en exerçât d'autre que n'importe lequel des autres segments.*

« Chaque segment peut donc compenser la déchéance des autres segments, tant que demeurent intacts ses rapports naturels soit avec les voies centripètes par lesquelles il reçoit les impressions sensorielles, soit avec les voies centrifuges par lesquelles il exerce son influence sur le reste du système central. »

Finalement, Luciani attribue au cervelet des influences trophiques et excitatrices sur le reste du système nerveux, analogues à celles que posséderaient les ganglions de la moelle épinière, qui exerceraient sur les racines antérieures une action non seulement trophique, mais encore (selon Cyon) excitante.

Ainsi, d'après Luciani, l'influence du cervelet se traduirait par une action trophique, fortifiante, tonique et statique. En d'autres termes : le cervelet possède, selon Luciani, une fonction très générale, mais que peuvent remplir, par voie de suppléance, d'autres parties du système nerveux central : celle de maintenir les muscles du corps dans un bon état de nutrition, et de les pourvoir de force, de tension et d'équilibre.

Si donc la « nouvelle » théorie de Luciani diffère de l'ancienne théorie de Rolando, de Flourens et de Magendie, ce n'est guère par la « nouveauté » d'un principe, d'une pensée fondamentale, d'un fait ou d'une vérité ; c'est par la synthèse et la généralisation de tout ce que, l'un après l'autre, Rolando, Flourens et Magendie, ont dit de l'influence toute générale et, d'après eux, pas même indispensable que le cervelet exercerait sur la fonction des gros muscles.

Donc, d'après Luciani, le cervelet ne serait pas seulement un organe qui, comme le croyait Magendie, ne fût pas absolument indispensable ; la source de l'énergie, comme le prétendait Rolando ; la source de l'équilibre, comme le soutenait Magendie ; il serait, en outre, la source de la tonicité et de la nutrition, la *véritable source, bien que pas unique et, dès lors, point indispensable, d'où découle l'énergie nécessaire à tout appareil moteur du corps.*

Telle est la théorie nouvelle de Luciani.

On verra plus loin que les recherches que j'ai entreprises dès 1900, et que je viens de terminer, après quelques interruptions, sont loin de confirmer les données de cette théorie.

La raison de cette divergence de vues réside en ce que, pour étudier les fonctions du cervelet, je me suis laissé guider par des idées différentes de celles que mes devanciers ont eues sur le rôle physiologique de ce puissant organe. Je démontre d'ailleurs la justesse de mes hypothèses par des expériences qui ne laisseront aucun doute sur les erreurs commises dans les expériences précédentes.

IV

L'ÉCORCE CÉRÉBRALE CONSIDÉRÉE COMME L'ORGANE DE L'AME.

Si, après enlèvement de la voûte cranienne chez un lapin, on pratique avec le bistouri l'ablation de tout ce qui lui est accessible des hémisphères cérébraux mis à nu, on détruit par là les parties antérieures des hémisphères cérébraux, c'est-à-dire la majeure partie des lobes frontaux, donc justement les parties du cerveau qui sont en rapport avec la fonction musculaire, avec les *mouvements du corps.*

Cependant, la destruction et l'ablation de la sphère de l'écorce cérébrale qui commande aux mouvements n'entraînent nullement chez l'animal un affaiblissement de *sa faculté de se mouvoir.*

Au contraire, il reste en pleine possession de sa force et de sa motilité musculaires normales, et, dès qu'il s'est remis de l'intervention opératoire, on ne saurait plus le distinguer d'un animal normal, par la façon dont il fait usage de ses muscles.

Seul, *son être psychique est altéré.* Les

premiers temps après l'opération, il demeure comme hébété ; il a perdu le pouvoir de s'intéresser à son voisinage, à ses compagnons, même à sa nourriture, sa principale préoccupation en d'autres temps ; il n'exécute plus de mouvements volontaires, il ne bouge que lorsqu'il est poussé, chassé, excité. Mais quand, sollicité de la sorte, il se met à faire des mouvements, il les exécute comme un lapin normal, en bondissant et sautant, comme aux jours où il était bien portant. Cependant, il va se heurter contre le mur qui se trouve sur son chemin, et il se laisse tomber du rebord de la table où on l'avait placé. Cela provient uniquement de ce qu'il ne reconnaît pas le mur et et qu'il n'a pas conscience de sa position sur la table, bien qu'il voie et le mur et le rebord de la table. En effet, les territoires psychiques de la vue sont situés dans les sections postérieures des hémisphères cérébraux, et l'opération a laissé ces sections intactes. Or, si l'animal est en pleine possession de son pouvoir visuel et que, malgré cela, il ne *reconnaît* pas ce qu'il voit, c'est qu'il présente forcément un trouble *psychique* et, à proprement parler, un trouble de *l'intelligence*.

Il s'ensuit que l'écorce cérébrale est *exclu-*

sivement l'organe de l'âme[1], c'est-à-dire, l'organe des *fonctions purement psychiques* : des sensations, de la volonté, du discernement et de la volonté, et qu'en cette qualité, *elle domine toutes les autres fonctions du corps* par la *direction* que ses territoires psychiques leur impriment, suivant le cas ; mais elle ne compromet pas l'existence matérielle de ces fonctions dans le cas où elle est affectée elle-même ou obligée de résigner ses propres fonctions.

Étant donné que l'importance d'un organe psychique croît ou décroît suivant l'état de développement de l'âme ; que l'organe psychique s'assujettit les fonctions corporelles, tout en n'ayant aucune influence sur leur existence matérielle ; qu'enfin, la valeur de l'influence qu'un organe psychique exerce sur les fonctions corporelles est en raison directe du degré de développement intellectuel du possesseur de l'organe psychique, il s'ensuit que les lésions possibles de l'organe psychique du lapin, qui est d'une intelligence si inférieure, ne sauraient avoir de retentissement prolongé sur son état général. Et le lapin, privé de l'écorce de ses

---

1. Cf. ADAMKIEWICZ. Les troubles fonctionnels du cerveau. *Berlin*, 1896, Th. Hoffmann.

lobes frontaux, ne saurait, dès lors, si l'écorce cérébrale n'est réellement qu'un organe psychique, se distinguer essentiellement d'un lapin non opéré.

Et, en effet, dès qu'il s'est remis des suites de l'opération, c'est-à-dire au bout de deux ou trois jours, le lapin privé de l'écorce de ses lobes frontaux se comporte tout comme un lapin non opéré. Il mange, court, ne se heurte plus contre le mur et ne tombe plus de la table.

Le cerveau, ni surtout son écorce, n'ont donc de rapport direct avec le mouvement, d'où il suit, avec une certitude absolue, que l'écorce cérébrale n'est que *l'organe de l'âme et, par conséquent, ne contient pas les véritables centres du mouvement.*

V

LE CERVELET CONSIDÉRÉ COMME CENTRE DU MOUVEMENT.

Alors que l'ablation de la plus grande partie de l'écorce cérébrale, même de celle qui, au point de vue psychique, est en rapport très étroit avec les mouvements du corps,

n'exerce pas la moindre influence sur les mouvements de l'animal en expérience, *il suffit
de la moindre lésion du cervelet pour priver
totalement l'animal opéré de l'usage de ses
muscles.*

Si, à un point quelconque de l'os cranien
qui recouvre le cervelet, on enlève au perfo-
rateur quelques millimètres d'os et qu'on
détruise ensuite ne fût-ce qu'une partie in-
fime du cervelet ainsi mis à nu, on déchaîne par
là une tempête de phénomènes moteurs, une
véritable bacchanale de mouvements, comme
si, dans la sphère des mouvements, venait
d'éclater quelque chose d'analogue à la folie
furieuse dans le domaine de la pensée.

On dirait qu'il y a eu rupture subite des
entraves qui, normalement, contiennent l'ensemble des muscles du corps. Et comme si
alors chacun des divers groupes de muscles
voulait montrer ce que, dégagé de tout lien
physiologique et de toute connexion avec le
reste du corps, il peut accomplir à lui seul,
à l'état de liberté, il s'excède dans le déploie-
ment de ses forces et contraint alors le corps,
qu'il sert d'ordinaire, à se plier une fois entièrement à ses caprices. Les yeux tremblent ou
roulent frappés de nystagmus. La tête est tirée

en arrière, s'étire en un mouvement ascendant, le museau fortement tendu, ou exécute, comme dans un accès de folie, des mouvements de circumduction ; les pattes de derrière envoient des ruades de-ci, de-là. Et le corps tournoie sur son axe, comme s'il était possédé. En même temps, le cou et la tête exécutent, pour leur propre compte, des contorsions périlleuses. Elles mettent, à proprement parler, tout sens dessus dessous, font toucher terre à l'occiput en ramenant en haut l'une ou l'autre moitié de la face, en même temps que l'animal, en écartant les jambes, cherche à s'assurer une base solide pour l'exécution de ces mouvements de dislocation. Quiconque observe cette extase motrice, et elle ne peut échapper à ceux qui s'occupent d'expériences sur le cervelet, ne peut que faire les mêmes constatations que Rolando, Flourens et Magendie, à savoir que « le cervelet doit entretenir des rapports importants avec le mécanisme moteur du corps, puisqu'une lésion du cervelet détermine le désordre de la fonction motrice du corps tout entier ».

Quant à la question de savoir en quoi consistent ces rapports, ni les discussions auxquelles se sont livrés Rolando, Flourens et

Magendie, ni l'opinion critique de Luigi Luciani n'en fournissent une explication satisfaisante. A en juger par le caractère vague des définitions émises de part et d'autre, on a l'impression plutôt de l'abandon que de la solution du problème en suspens.

Cela est surtout vrai de la « théorie nouvelle » de Luciani. L'auteur de cette théorie ne remet-il pas en question son œuvre propre en affirmant que le cervelet, tout en étant un organe si éminent au point de vue anatomique et ne le cédant qu'au cerveau sous le rapport de la masse, n'est pourtant qu'un « appendice » du système cérébro-spinal et encore un appendice dont celui-ci peut se passer ?

De même qu'en affirmant que la nature, en façonnant le cervelet, a créé un organe aussi volumineux que « superflu », il la met, cette nature, dans l'étrange situation de se désavouer elle-même puisqu'elle utilise précisément de la façon la plus minutieuse l'espace réservé au système nerveux central; de même, en considérant le cervelet comme un organe homogène dont les diverses parties n'auraient pas d'autres fonctions que l'ensemble, il se met en contradiction flagrante avec la théorie des localisations, une des conquêtes les plus sûres et les

plus riches d'avenir de la science expérimentale, et qui ne permet plus de douter de ce que
*la nature a imparti une fonction particulière
à chaque particule du système nerveux et notamment de son organe central.*

VI

RAPPORTS GÉNÉRAUX ENTRE LE CERVEAU ET LE CERVELET.

La tempête déchaînée par la lésion infligée
au cervelet s'apaise bien vite, comme toute
tempête. Au bout d'un quart d'heure ou d'une
demi-heure, elle est passée et l'animal redevient
tout à fait tranquille. Ou bien, il revient alors
à l'état normal et, au bout d'un jour, ne se
distingue plus d'un lapin en bonne santé, et
c'est le cas qui se produit lorsque la lésion
infligée est très légère et qu'elle a été faite
d'une manière déterminée ; ou bien, il en
remporte soit une paralysie persistante, circon-
scrite à des muscles déterminés, soit une paralysie s'étendant rapidement à tous les musles :
celle-ci se produit quand la lésion porte sur
une région un peu moins que minuscule, celle-

là lorsqu'elle porte sur un point restreint, en le détruisant complètement.

Déjà ce résultat est d'une importance fondamentale : *l'ablation de toute la partie antérieure de l'écorce cérébrale dépendant de la « sphère motrice » ne trouble nullement la fonction motrice (chez le lapin).*

Au contraire, la moindre atteinte portée à l'intégrité du cervelet entraine d'abord une violente agitation puis une paralysie complète de tout l'appareil moteur, de tous les muscles du corps.

D'où il suit que le *cervelet gouverne l'appareil moteur d'une façon directe et immédiate, et que le cerveau n'exerce sur lui qu'une influence médiate et indirecte.*

Traduit en physiologie, cela signifie :

Le cerveau est la source psychique, le cervelet la source physique des mouvements corporels. Alors que la première sollicite psychiquement les mouvements de la machine et les dirige, la seconde produit matériellement ces mouvements et entretient la marche de la machine.

On retrouve donc ici un rapport analogue à celui qu'offre n'importe quelle machine. Le travail que celle-ci fournit découle d'une

source psychique et d'une source mécanique :
celle-ci est représentée par la chaudière, celle-
là par le machiniste. Et de même que la mécanique ne fonctionne pas quand le machiniste
est au repos, et que celui-ci ne peut rien
faire si la chaudière ne marche pas, de même,
la machine corporelle ne peut être mise en
marche lorsque le cerveau, refusant le service, ne sollicite plus le cervelet, ou que le
cervelet, atteint dans son intégrité, ne répond
plus aux sollicitations qui lui parviennent du
cerveau.

Or, si l'écorce cérébrale est le siège psychique et le cervelet le siège moteur des
mouvements, il s'ensuit : 1° que la psyché,
spécialement son incitation motrice volontaire,
parvient aux muscles en passant par le cervelet et 2° que le cervelet est le véritable siège
des mouvements corporels et que, dès lors,
il doit être considéré, non comme un appendice « superflu », mais, au contraire, comme
une partie *intégrante* du système nerveux central, *coordonnée au cerveau*.

VII

LOCALISATION DANS LE CERVELET

En tant qu'organe coordonné au cerveau dans le système nerveux central, le cervelet doit présenter la caractéristique physiologique du cerveau. Or, cette caractéristique, c'est la *localisation*, la séparation locale de ses diverses fonctions.

D'après l'opinion de toutes les autorités en la matière, de Rolando à Luciani, le cervelet n'aurait sur les muscles qu'une influence tout à fait générale, ce qui est tout juste l'opposé de la théorie moderne des localisations. Même Luciani, le dernier et le plus sagace expérimentateur du cervelet, conteste expressément que la fonction musculaire soit différenciée d'une façon quelconque dans cet organe. A l'en croire, celui-ci ne serait pas le siège de différents centres, mais un organe « homogène » au point de vue fonctionnel, et dont chaque segment représenterait et la fonction de tout autre segment et la fonction de l'ensemble et pourrait suppléer à l'une et à l'autre. Cette fonction s'étendrait, en même temps et d'une manière égale, *à tous les muscles volontaires du corps*, mais surtout « aux extrémités postérieures et aux extenseurs de la colonne vertébrale ».

La science, d'après Luciani, ne serait pas en mesure d'expliquer ces faits, aussi vrais qu'obscurs, sous le rapport des conditions anatomo-pathologiques qui les déterminent. Sa conception des fonctions du cervelet devait dès lors primer jusqu'au jour où de nouvelles expériences produiraient des résultats plus précis, plus explicites, susceptibles de se substituer aux notions actuelles sur le rôle du cervelet.

Ce moment me paraît être venu.

Je me propose de montrer dans ce qui va suivre, d'une part, que les suites bien connues et souvent décrites d'interventions expérimentales sur le cervelet ne comportent pas l'interprétation dont elles ont été l'objet jusqu'à présent, et, d'autre part, que ces suites dépendent du genre de méthode auquel on a eu recours, et qu'elles diffèrent essentiellement du schéma ordinaire quand on modifie d'une manière déterminée le procédé d'expérience jusqu'alors appliqué.

1° *Localisation générale.*

Déjà l'observation attentive des phénomènes de perturbation consécutifs aux mutilations du cervelet, met en évidence ce fait que
le tableau qu'ils présentent n'est pas comme
stéréotypé, mais comporte certaines nuances
qui varient suivant *le point où l'intervention a
eu lieu*.

C'est ainsi qu'à la suite de toute intervention pratiquée sans précautions particulières
sur le cervelet, on voit l'animal battre violemment le sol en agitant ses pattes toujours de la
même manière, exécuter des mouvements de
rotation sur son axe longitudinal et remuer
les yeux convulsivement.

Par contre, on remarque en même temps
que les rotations en question n'ont pas toujours lieu dans le même sens et qu'elles sont
exécutées tantôt dans la direction de droite,
tantôt dans la direction de gauche, enfin que
l'attitude du dos et celle de la tête surtout se
modifient diversement.

Tantôt, même après l'opération, le dos de
l'animal demeure arrondi comme à l'état normal ; tantôt, il s'aplatit, s'allonge. Dans ce

3

dernier cas, le sujet paraît étiré, d'une longueur anormale, et il s'avance en rampant comme un chat, au lieu de procéder par petits sauts, le dos arrondi, comme un lapin bien portant. Mais ce qu'il présente de particulièrement remarquable, ce sont les variations du port de la tête. Tantôt elle s'affaisse et du museau allongé va toucher le sol ; tantôt elle se rejette en arrière, le museau tendu vers le ciel. Ou bien, comme dans le torticolis, elle est tirée violemment en bas, l'un ou l'autre côté de la figure tourné vers le sol, tandis que le côté opposé, présentant un plan horizontal, regarde le ciel. Enfin, il arrive qu'à la suite de l'opération, la tête, au lieu de prendre une attitude pathologique déterminée, ne fait qu'exécuter, sans discontinuer, des mouvements de circumduction. Il est évident que chacun de ces divers mouvements doit avoir, tout comme le trouble moteur général, sa cause bien déterminée. Et comme, ainsi qu'on ne tarde pas à le remarquer, *les phénomènes varient avec le point où a eu lieu l'intervention, il résulte déjà des faits cités que le cervelet ne saurait être un organe homogène au point de vue fonctionnel.*

S'il en est ainsi, cela revient à dire qu'il

faut qu'il existe dans le cervelet une différenciation locale des fonctions, une « localisation ». Et, étant donné que le cervelet détermine les mouvements, comme nous le savons déjà, il était à supposer qu'il *y existât aussi des centres à localisation différente pour les divers groupes de muscles.*

2° *Remarques anatomiques sur le cervelet du lapin.*

Avant de démontrer qu'effectivement ces centres existent et d'établir le schéma de la *localisation du cervelet* chez le lapin, j'en esquisserai l'anatomie au point de vue de ce qui pourra intéresser notre démonstration.

Le cervelet du lapin (fig. 1) se compose de cinq parties : le corps proprement dit (Kk) ou lobe médian et deux paires de lobes latéraux (K et Kw).

Le corps du cervelet (Kk) est constitué par une portion médiane volumineuse, rétrécie en avant (a), s'élargissant en arrière (p) et coupée de sillons transversaux parallèles. Les deux paires de lobes latéraux flanquent symétriquement la portion médiane vermiculaire. La paire antérieure (Kw) est plus volumineuse

que l'autre et forme deux corps dont la section transversale frontale présente à peu près

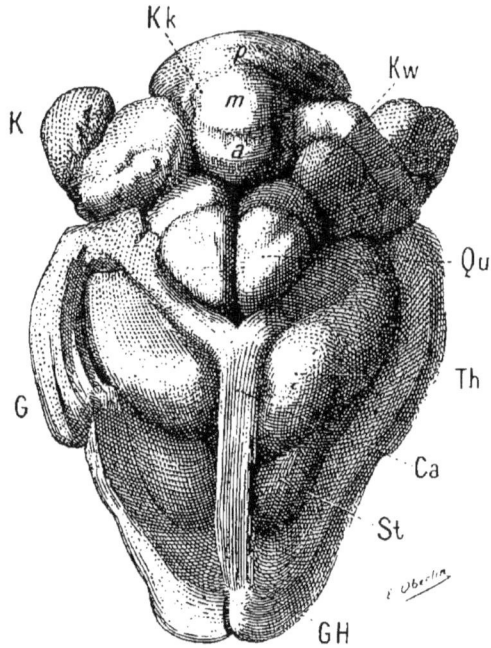

Fig. 1.

G, cerveau; GH, reste de l'écorce cérébrale enlevée,
 organe de l'âme.
St, corps strié; Th, couche optique; Ca, corps calleux;
 Qu, tubercules quadrijumeaux.
K, cervelet, organe du mouvement; Kk, corps du cervelet
 ou lobe médian.
Kw, lobes latéraux du cervelet.

l'aspect d'un triangle à base tournée en haut;
la paire postérieure (K) est en ailes de papil-

lon qui se rattachent au corps du cervelet par de minces racines et dont le bord libre à trois échancrures est tourné en bas et en dehors. Cette paire est située dans la substance du rocher et n'est accessible à l'expérimentateur qu'après destruction de cet os. Le corps (Kk) et les lobes latéraux antérieurs (Kw) du cervelet, au contraire, sont placés librement dans la cavité occipitale.

3° *Procédé expérimental.*

La meilleure manière de les atteindre, c'est de procéder de la façon suivante : après décollation des muscles cervicaux de la protubérance occipitale et de la crête occipitale externe, on voit apparaître de chaque côté de celle-ci, séparée d'elle et de la protubérance par d'étroits sillons, une proéminence ovale de l'écaille de l'occipital et dont l'axe longitudinal court parallèlement à la crête. C'est dans l'excavation interne de ces deux proéminences que se trouvent logés les deux lobes latéraux antérieurs (Kw).

Pour parvenir au corps du cervelet ou à un point déterminé de celui-ci, il faut donc attaquer la crête à l'endroit voulu. Mais si, au contraire, on veut atteindre les lobes latéraux antérieurs, il faut s'en tenir aux deux proéminences ovales de l'écaille de l'occipital. Avec quelque pratique, non seulement on trouvera toujours l'endroit voulu du corps ou de ses lobes latéraux antérieurs, mais encore on parviendra à éviter les hémorragies d'ordinaire très abondantes dans ces sortes d'opérations.

La méthode habituellement employée dans la recherche des fonctions du cervelet consiste, comme l'on sait, à en découper et extirper une portion plus ou moins grande. Mais que ce soit le corps du cervelet ou l'un de ses lobes que l'on mutile ainsi sur une étendue de 3 à 5 millimètres, que ce soit sur tel point ou sur tel autre que porte l'expérience, l'intervention sera invariablement suivie de cette violente explosion de mouvements convulsifs que j'ai déjà décrite et qui consiste principalement en battements exécutés sur le sol par les pattes de l'animal, en mouvements de rotation autour de son axe longitudinal, en contorsions de la tête, en roulements d'yeux comme dans le nystagmus.

4° *Critique des résultats généraux fournis par l'expérimentation.*

Celui qui, avec Luciani, voudrait conclure de l'uniformité du résultat de cette expérience, sur quelque point du cervelet qu'elle ait porté, que le cervelet est un organe homogène au point de vue fonctionnel, celui-là commettrait la même erreur que l'expérimentateur qui, de ce qu'une lésion grave des reins ou des poumons, du cœur ou du cerveau entraîne la mort, conclurait que reins et poumons, cœur et cerveau sont des organes équivalents au point de vue fonctionnel.

De même que l'organisme dans son ensemble, c'est-à-dire le corps, a besoin pour vivre de la coopération physiologique de tous les organes essentiels qui le constituent, de même chacun de ces organes, pour remplir la tâche spéciale qui lui incombe, a, à son tour, besoin de la coopération de tous les éléments dont il se compose. De même que les phénomènes qui accompagnent la cessation de la vie sont toujours identiques, quel que soit celui des organes essentiels qui refuse le service, parce que c'est toujours finalement l'arrêt des

fonctions de la moelle allongée, le véritable
centre de la vie, qui en est la cause ; de même
la fonction de chaque organe en particulier,
quel que soit le point où ses rouages sont
détruits, s'arrête en présentant toujours le
même tableau stéréotypé que provoque l'inter-
ruption subite de l'influence bien déterminée
de cet organe sur l'ensemble des fonctions
du corps. Le trouble qu'une intervention expérimentale, donc forcée, sur l'un des organes
du corps produit dans l'ensemble des fonctions
de ce dernier signifie non pas que la partie
détériorée de cet organe est devenue incapable
de fonctionner, mais que l'organe tout entier
bien qu'il n'ait subi qu'une lésion partielle,
est exclu de l'ensemble des fonctions. C'est
uniquement pour avoir méconnu ce fait impor-
tant qu'on a pu commettre l'erreur de considérer l'identité des phénomènes consécutifs
aux lésions infligées à divers points du cervelet
comme la preuve de « l'homogénéité fonctionnelle de toutes ses parties ».

Flourens lui-même, le célèbre physiologiste
du cerveau, qui a découvert le nœud vital, est
tombé victime d'une erreur semblable à propos
du cerveau, et Luciani, son admirateur, a
partagé cette erreur à propos du cervelet. Fait

caractéristique qui montre sur quoi se fondent bien des réputations, c'est précisément à cette erreur que Flourens a dû le prix de l'Académie de Paris, le renom de grand physiologiste et l'approbation flatteuse de Luciani.

La théorie de Flourens, d'après laquelle l'ensemble du cerveau pourvoit à l'ensemble des fonctions psychiques et suivant laquelle ces fonctions sont entravées dans la mesure où l'intégrité des hémisphères cérébraux est matériellement violée, « quel que soit le point affecté », bref, la théorie de l'homogénéité ou uniformité fonctionnelle des hémisphères cérébraux a été réfutée par la théorie moderne des localisations.

Nous ferons voir dans les pages qui vont suivre que le cervelet n'est pas non plus un organe « homogène au point de vue fonctionnel », mais qu'il est également soumis à un principe dont les « localisations » du cerveau représentent pour ainsi dire le modèle physiologique.

Il suffit d'analyser bien attentivement la tempête de mouvements qui se déchaîne à la suite de toute lésion sérieuse du cervelet pour constater la différenciation locale des fonctions cérébelleuses.

Tout d'abord, l'uniformité *apparente* de cette tempête, malgré la situation variable des lésions qui la provoquent, est facile à comprendre au point de vue physiologique.

Le cervelet produit les mouvements du corps comme le moteur produit les mouvements de la machine. Les mouvements du corps forment un complexus de mouvements élémentaires les plus divers. La machine possède pour chaque mouvement particulier une manette spéciale. Il faut dès lors que le cervelet possède également autant de centres que le corps peut exécuter de mouvements divers. Les centres contenus dans les organes centraux du système nerveux sont reliés entre eux par des réseaux nerveux qui assurent, outre les rapports en question, également la répartition physiologique des forces des centres chargés à l'état actif[1].

C'est à cette répartition qu'est due la compensation physiologique des centres entre eux et, par suite, l'équilibre physiologique de l'ensemble du système qu'ils commandent,

---

1. Cf. ADAMKIEWICZ. Le moi actif et le moi subactif, leur combinaison et leurs dissociations. *Zeitschr. f. klin. Medicin*, XLII, Berlin, 1901.

pendant qu'il est en état de « repos » physiologique.

Il est facile de comprendre que la solution de
la continuité du réseau nerveux intra-central ne
peut qu'annuler la compensation des centres et,
par conséquent, rompre l'équilibre du système
qu'ils dominaient, et que, quand ce système
est, le système musculaire, cette solution ne
peut que déterminer une extase motrice des
groupes musculaires libérés de la compensation. Si les centres sont très nombreux et le
réseau nerveux très dense, l'effet d'un trouble
de compensation du système, provoqué par
une lacération du réseau, ne peut guère varier,
quel que soit le point où le réseau a subi la
lésion.

Imaginons un filet formé de cordes entre-
croisées : leurs extrémités sont constamment
tirées par deux hommes également forts et
déployant, pour ce faire, la même vigueur ;
il faut, dès lors, que toutes les forces de traction qui agissent sur le système se compensent
et que celui-ci soit au repos. Mais si une ou
plusieurs cordes viennent à se rompre, il se
produit du même coup une rupture de l'équilibre des forces qui se compensaient réciproquement : *à la suite d'une déchirure, il se
produit du mouvement dans le système.*

L'importance de ce mouvement dépendra de la situation et de l'étendue de la déchirure, et elle sera d'autant plus grande que la déchirure sera plus grande et plus proche d'un point de croisement de cordes et, inversement, d'autant moindre que la déchirure sera plus petite et plus éloignée de ce point de croisement. Et il y a, dans un tel système, un *très grand nombre de points* où des déchirures d'importance égale produisent des effets *identiques*.

La grande uniformité qui s'observe dans les phénomènes d'un trouble de compensation des centres du cervelet, *lorsque les lésions y sont localisées différemment*, provient, par conséquent, de la *disposition des réseaux qui relient* les centres entre eux ; mais elle ne nous renseigne pas sur la fonction des divers centres composant le cervelet, pas plus qu'elle ne constitue une preuve de l'homogénéité de l'ensemble du cervelet, de ses diverses parties, ou de l'ensemble et des diverses parties.

Mes expériences m'ont suggéré aussi une autre explication, beaucoup plus simple, des extases motrices caractéristiques que produisent régulièrement les lésions du cervelet.

La lésion du cervelet prive l'animal de

l'usage de tel ou tel groupe de muscles. Il ne peut naturellement pas s'habituer immédiatement à l'indisposition corporelle ainsi provoquée ; il devient agité et cherche à vaincre ce trouble en utilisant d'une façon inconséquente les groupes de muscles restés intacts. Naturellement, ces tentatives échouent. Cet échec met l'animal, déjà agité et troublé, dans un état d'excitation plus grand encore. Il se débat, s'abat, se roule par terre et tombe dans une extase de plus en plus violente. La tempête de mouvements provoquée par les interventions sur le cervelet est donc en grande partie d'origine psychique, et elle résulte des vains efforts des animaux pour compenser, au moyen des muscles sains, les paralysies dues aux interventions, ainsi que des conséquences ultérieures de ces efforts infructueux.

Du reste, l'explosion de mouvements, consécutive à toute lésion un peu grave du cervelet, n'est toujours la même qu'en apparence. Il suffit de faire une étude approfondie des particularités qu'elle offre pour constater avec certitude une différenciation locale des fonctions du cervelet.

L'observation de cette explosion de mouvements permet d'en distinguer deux types essentiels :

1° L'animal ne peut se tenir sur ses pattes de derrière qui fléchissent chaque fois qu'il essaie de marcher ou de courir. Quand la lésion est légère, cet état n'est que passager; mais quand elle est importante, il s'aggrave, au contraire, et l'animal devient de plus en plus incapable de se tenir sur ses pattes de derrière. Lorsqu'il ne peut plus s'y tenir du tout, il commence à les agiter violemment. Il arrive alors d'ordinaire que l'état des pattes de derrière se communique aux pattes de devant. Voilà dès lors l'animal sur le flanc, agitant ses quatre pattes sans pouvoir s'en servir pour supporter le corps, et encore bien moins pour marcher ou pour courir. Comme dans cet état de quadriplégie les pattes remuent et même frappent en développant une force considérable, il est évident que cet état résulte de ce que l'opération pratiquée sur le cervelet ne prive pas l'animal de la *force brute de ses muscles*, mais lui enlève seulement la faculté *de se servir de ces muscles d'une manière conséquente.*

Ainsi donc, l'état de l'animal atteint de quadriplégie par suite d'une lésion du cervelet est comparable, en pathologie humaine, au tabes ; celui-ci laisse également au malade toute la force de ses muscles, mais lui enlève progressivement la faculté de se servir de ses membres. De même, dans sa phase la plus avancée, il aboutit à la paraplégie. Enfin, les deux états se ressemblent en ce qu'ils ne sont pas susceptibles d'être rétablis.

2° La parésie des pattes de derrière, consécutive à une intervention sur le cervelet, n'est suivie ni de rétablissement, ni de quadriplégie, mais d'un état qui tient, pour ainsi dire, le milieu entre les deux. Après de vaines tentatives de se tenir sur les pattes de derrière, l'animal recouvre l'usage de l'une d'elles. Dès lors, il ne fléchit plus que sur la patte affaiblie, et il se déplace à l'aide des trois membres restés vigoureux. Cet état peut persister, comme il peut aussi s'aggraver ; sa marche est alors la suivante :

La patte de devant, du côté de la patte de derrière affectée, s'affaiblit à son tour. A la paraplégie du début, succède une *hémiplégie.* Dès lors, l'animal, quand il essaie de marcher ou de sauter, ne retombe plus sur l'arrière-train, mais *sur le côté correspondant aux pattes affaiblies*, le côté opposé avec ses deux pattes demeurées intactes regardant en haut. Dans les tentatives qu'il fait pour se relever, il frappe le sol de ses pattes indemnes et produit par là un mouvement de soulèvement du corps sur le sol, mouvement qui, étant donné que le sol est un point fixe et le corps couché sur le côté hémiplégique un point mobile, fait rouler l'animal sur le dos du côté sain au *côté malade*, c'est-à-dire sur son axe longitudinal. C'est ainsi que se produisent les torsions et les mouvements de rotation décrits plus haut.

On voit, par cette description, que l'animal doit rouler vers la droite lorsque la lésion du cervelet l'a rendu hémiplégique du côté droit, et vers la gauche quand elle l'a rendu hémiplégique du côté gauche.

Lorsque le mouvement de rotation cesse, ce qui arrive généralement après un temps variant entre un quart d'heure et une demi-heure, l'animal reste toujours finalement couché sur le côté *malade*. Et il a une tendance si forte à conserver cette position qu'il s'y maintient avec beaucoup d'énergie et que, si on le place de force sur le côté sain, il se retourne aussitôt sur le côté malade.

De ces troubles moteurs découlent deux conclusions très importantes pour la fonction du cervelet :

1° De ce que les lésions du cervelet provoquent des paralysies de groupes de muscles *isolés*, il s'ensuit qu'il doit y avoir dans le cervelet des centres *isolés* pour divers groupes de muscles, c'est-à-dire une *localisation* de ces groupes, et 2° de ce que les groupes de muscles, frappés de paralysie par suite de lésions du cervelet, conservent leur mobilité élémentaire et leur vigueur, il résulte que le cervelet *peut contenir les centres physiologiques des divers mouvements, mais non la source d'énergie de la fonction musculaire.*

Le cervelet n'est donc ni un moteur, au sens de Rolando, ni une source d'énergie, au sens de Luciani ; il faut qu'il soit, au contraire, le lieu de réunion des centres physiologiques qui innervent les groupes de muscles produisant les divers mouvements compliqués.

Dans le grand mécanisme moteur qui commence à l'écorce cérébrale et se termine dans les muscles du corps, le cervelet joue donc le *rôle du clavier, dont les différentes touches commandent les groupes de muscles qui, au point de vue fonctionnel, coopèrent ensemble et, au commandement du cerveau, suscitent les mouvements, voulus par celui-ci et exécutés par la musculature du corps.*

4

5° *Localisation spéciale.*

Il s'agissait ensuite de déterminer exactement et la situation et l'importance de ces diverses touches. Il m'a fallu plusieurs années de recherches avant d'arriver à voir clair dans cette question particulièrement difficile à élucider.

Dans les deux types de phénomènes qui se produisent à la suite de lésions expérimentales du cervelet et qu'on a décrits plus haut, on peut distinguer déjà quatre paralysies différentes :

1° Une paralysie isolée des deux pattes de derrière (paraplégie) ;

2° Une paralysie des deux pattes de derrière et des deux pattes de devant (quadriplégie) ;

3° Une paralysie isolée d'une seule patte de derrière (monoplégie) ;

4° Une paralysie d'une des pattes de derrière et d'une des pattes de devant (hémiplégie).

Il fallait tout d'abord, en variant d'une façon systématique le lieu de l'intervention, dégager, de la confusion des phénomènes résultant des interventions expérimentales sur le cervelet, la dépendance de ces phénomènes de l'emplacement de la lésion, et en déduire la localisation spéciale du cervelet. J'ai trouvé que la paralysie des extrémités *semblables*, soit des *deux pattes de derrière* seules, soit des *deux* pattes de derrière et des *deux* pattes de devant ensemble, résulte des lésions du *corps* du cervelet, tandis que la paralysie soit *d'une seule* patte de derrière, soit d'*une* des pattes de derrière et de la patte de devant *du même côté*, est provoquée par des lésions de l'un des deux lobes latéraux antérieurs et, à proprement parler, de celui qui est situé du même côté.

D'où il résulte déjà que *le corps du cervelet renferme les centres qui commandent les deux extrémités de même espèce, tandis que chacun des deux lobes latéraux antérieurs contient les centres qui commandent les deux extrémités situées d'un même côté.*

Ce résultat obtenu, il n'y avait plus de doute pour moi qu'il n'existât dans le cervelet une localisation même de divers centres moteurs. Pour bien démontrer l'existence de cette localisation, il suffisait d'appliquer une technique expérimentale plus délicate. Cette technique devait se proposer d'éviter, dans la mesure du possible, les troubles de compensation désordonnés qui, comme nous l'avons vu, ne varient que très peu avec le point lésé et ne peuvent dès lors guère servir à l'étude de la localisation ; elle devait, par contre, s'efforcer à provoquer des effets aussi nets que possible, c'est-à-dire, des *paralysies isolées.*

Or, comme les violents désordres de compensation dépendent, comme je l'ai démontré, moins du lieu de la lésion que de son importance, j'ai cru que le meilleur moyen d'atteindre mon but serait avant tout de réduire à un minimum l'intervention expérimentale et de ne procéder, par conséquent, qu'avec des lésions minimes.

Pour y arriver, voici comment je m'y suis pris : après avoir dénudé l'occiput, j'ai ouvert l'os à l'endroit voulu au moyen d'un trépan très fin, j'ai enlevé la dure-mère du cervelet, puis enfoncé perpendiculairement à la surface, dans la substance du cervelet, une fine lancette d'oculiste que j'ai poussée en avant jusqu'au moment où un tressaillement de tout le corps de l'animal en expérience m'eût indiqué qu'un centre moteur venait d'être atteint. Alors, j'ai retiré la lancette, puis déterminé l'effet de la lésion minima qu'elle avait produite.

L'application de ce procédé eut, en effet,

le résultat que j'en attendais : elle ne donna
pas lieu à cette explosion de mouvements désor-
donnés qui d'ordinaire s'observent régulière-
ment dans les interventions sur le cervelet. Il
y eut précisément absence de ces phénomènes
qui avaient, auparavant, constitué l'unique
base d'appréciation des fonctions du cervelet.
Et cette absence de phénomènes connus démontre que, loin de représenter les suites
recherchées des interventions, ils n'en sont
que des phénomènes secondaires dépourvus
de toute signification.

Au contraire, les lésions minima ont été
régulièrement suivies, *dans le domaine de la*
motilité, de troubles fonctionnels isolés dépendant du point où elles avaient été infligées.

En voici les résultats :

a) Lobes latéraux antérieurs (fig. 1, Kw).

Tout d'abord, pour me rendre compte de
l'importance, au point de vue mouvement, des
lobes latéraux antérieurs, j'en ai divisé · la
surface en quatre quadrants (I, II, III, IV)
et j'ai ensuite déterminé quel était le trouble
moteur produit, dans chacun de ces quadrants,
par l'application du procédé que je viens de
décrire.

α) *Pattes de devant.*

Une piqûre dans le quadrant supérieur externe (I) *amène la patte de devant du même côté en position d'abduction.* L'animal conserve cette position même en se déplaçant, ce qui prouve que les abducteurs sont *affaiblis.* Mais l'affaiblissement de la patte de devant ne reste pas confiné aux abducteurs. Bientôt l'extrémité de la patte se replie quand l'animal se met en mouvement, et au lieu de poser la patte sur le sol comme d'ordinaire, il la traîne repliée sur le sol. A la paralysie des abducteurs est donc venu s'ajouter un affaiblissement des extenseurs des doigts, car ce dernier phénomène de paralysie ne peut être provoqué que par la prédominance des fléchisseurs sur les extenseurs paralysés.

Des parésies légères de ce genre disparaissent rapidement et l'animal ne tarde pas à revenir à l'état normal.

Si l'on veut fixer la parésie de la patte de devant et la rendre persistante, il est nécessaire de renouveler avec prudence et précision la piqûre faite une première fois. De cette manière, on réussit à obtenir des sujets d'expérience *atteints d'une parésie chro-*

*nique d'une des pattes de devant et qui boitent
de cette patte.*

Par contre, si on ne procède pas dans cette
expérience avec la circonspection nécessaire,
on déchaîne de nouveau la tempête de mouvements connus, suivie d'une hémiplégie ou
d'une quadriplégie.

Ces expériences démontrent que *c'est dans
le quadrant supérieur externe* (I) *de chacun
des deux lobes latéraux antérieurs que se
trouve le centre moteur de la patte de devant
située du même côté.*

β) *Pattes de derrière.*

On obtient une parésie isolée de chacune
des deux pattes de derrière en piquant à la
manière décrite les deux quadrants inférieurs
(III et IV) du lobe latéral antérieur *situé du
même côté* : l'animal ou fléchit sur la patte de
derrière correspondante ou la traîne, et l'effet
produit est le même, quel que soit le point où
les quadrants en question aient été touchés.

Il s'ensuit que le centre de chacune des
pattes de derrière occupe toute la moitié inférieure du lobe latéral antérieur situé du même
côté, c'est-à-dire un espace double de celui
qui correspond à la patte de devant.

Cette circonstance explique comment presque toutes les interventions sur l'un des deux lobes latéraux antérieurs sont suivies d'une paralysie de la patte de derrière située du même côté, et qu'il est bien plus facile de produire une hémiplégie qu'une parésie isolée (monoplégie) et surtout qu'une parésie d'une patte de devant.

En tout cas, ces expériences démontrent que la *moitié des deux lobes latéraux antérieurs renferme, chacune, le centre du mouvement de la patte de derrière qui lui correspond.*

γ) *Rotateurs de la tête.*

Le centre du muscle qui tire ou fait tourner la tête de son côté est situé entre le centre de la patte de devant et le centre de la patte de derrière, dans le voisinage immédiat de ce dernier, à peu près à l'extrémité externe de la ligne qui sépare I et III.

En effet, lorsqu'on fait subir une lésion à l'endroit en question, il en résulte que le muscle rotateur de la tête du côté opposé devient prépondérant et tire la tête de ce côté. Par suite, la moitié de la face correspondant

au côté opéré est tirée en bas, tandis que
l'autre moitié est tirée en haut et maintenue
convulsivement dans cette étrange position.

Parfois, on réussit aussi à atteindre isolément ce centre. Alors le port de la tête décrit
plus haut devient chronique, et l'animal peut
être conservé longtemps en vie avec son torticolis chronique sans que rien ne gêne ses autres
fonctions.

ε) *Muscles de la figure et des yeux.*

Le port de tête que nous venons de décrire
s'accompagne d'une parésie du moteur oculaire de l'œil du côté opéré. L'animal ne peut
plus, de ce côté, ouvrir à volonté la fente pal-
pébrale. En l'ouvrant artificiellement, on voit le
globe de l'œil immobile, profondément enfoncé
dans l'orbite. Il est dès lors manifeste que
l'intervention a paralysé, en même temps que
le centre du rotateur, celui du moteur oculaire
du même côté ; elle paraît même avoir paralysé le facial, à en juger d'après la fixité et
l'immobilité de toute la moitié de la figure
correspondant au côté opéré.

Par contre, l'œil du côté non opéré se
ferme, tout en n'étant pas absolument normal.

Il présente une protrusion marquée et une si
forte rotation en dedans et en haut que la
cornée vient à disparaître en grande partie
sous la paupière supérieure, pour laisser apparaître une portion anormalement grande de la
sclérotique. Il s'agit, évidemment, d'une paralysie du pathétique et d'un défaut de traction
en dedans et en bas.

Il s'ensuit que, dans le voisinage des centres
de la patte de derrière et des rotateurs de la
tête, se trouvent également les centres du
facial et du moteur oculaire du même côté,
ainsi que du pathétique du côté opposé ; mais
en raison de l'espace très restreint où ils sont
resserrés, ils ne peuvent, du moins dans le
cervelet du lapin, être touchés isolément, ni
être distingués l'un de l'autre expérimenta-
lement.

b) Le corps ou lobe moyen du cervelet
(fig. 1, Kk).

Pour déterminer les fonctions du lobe
moyen du cervelet, je l'ai divisé en trois sections : une section antérieure (a) contiguë aux
tubercules quadrijumeaux, une section postérieure (p) confinant au plancher du quatrième

ventricule et une section médiane (*m*) située entre les deux précédentes.

Les expériences de ponction, pratiquées de la manière déjà décrite, ont donné les résultats suivants :

En touchant la section antérieure, on ne tarde pas à voir l'animal en expérience se fatiguer sur ses *pattes de devant*, fléchir sur elles, puis tomber en avant sur la poitrine.

Au bout de quelques instants, il se remet, se redresse sur les pattes de devant et fait de nouveau quelques pas, soit en ligne droite, soit en tournant. Ce dernier cas se produit lorsque l'une des pattes de devant est devenue plus faible que l'autre. L'animal se meut alors en décrivant un arc autour de la patte affectée. Il arrive que, de temps à autre, celle-ci perd toute sa force et fléchit ; l'animal s'affaisse alors sur le côté correspondant de l'avant-corps, pour se redresser de nouveau et poursuivre sa marche.

Tel est le cas lorsque la parésie a été déterminée par une simple ponction. Mais si l'on agrandit la lésion, on voit se produire les phénomènes graves déjà décrits, aboutissant à la paralysie totale des quatre extrémités.

Parmi ces phénomènes graves, il en est un

qui attire particulièrement l'attention : *l'animal ne cesse d'exécuter de la tête des mouvements de circumduction.* Pour moi, l'explication de ce phénomène réside en ce que la lésion du tiers antérieur du lobe moyen affaiblit également les *extenseurs de la nuque* ou les paralyse totalement.

Dans le premier cas, la tête, de par son poids, tombe en avant, jusqu'à terre. L'animal la relève, mais pour la laisser bientôt retomber, les muscles de la nuque ne pouvant plus la supporter. Le relèvement de la tête s'opère, à défaut des extenseurs devenus trop faibles, par le moyen de muscles accessoires. De là vient que la tête, toujours retombante, se relève toujours en décrivant un arc de cercle. Telle est l'origine des mouvements de circumduction de la tête, qui seraient inexplicables sans cela.

Il résulte donc de ces faits qu'il existe dans le tiers antérieur du lobe moyen du cervelet *des centres pour les pattes antérieures et des centres pour les muscles de la nuque, notamment pour les élévateurs ou extenseurs de la tête.*

A la suite d'une ponction du tiers postérieur (*p*), l'animal cesse de se déplacer par bonds en se soulevant sur ses pattes de derrière, à la façon caractéristique des lapins. Il rampe lourdement plutôt qu'il ne marche, en avançant lentement les pattes de derrière, l'une après l'autre. Mais bientôt ce mode de locomotion ne lui réussit plus : tout d'abord, le bassin s'affaisse tantôt de l'un, tantôt de l'autre côté ; puis l'arrière-train choit tantôt sur la gauche, tantôt sur la droite, et finalement les pattes de derrière refusent tout service. Dès lors, celles-ci s'étalent en arrière dans toute leur longueur, mais non sans frapper le sol à coups redoublés : preuve que, si elles sont devenues incapables de remplir leur office, elles n'ont rien perdu de leur motilité et de leur force brute, ce qui confirme notre théorie, d'après laquelle le cervelet renferme bien les centres physiologiques du mouvement, mais non point la source de leur énergie. En tout cas, c'est dans le tiers postérieur du lobe médian du cervelet que se trouvent les *centres des pattes de derrière*.

La ponction du tiers moyen (*m*) du corps du cervelet enlève à l'animal la faculté de se servir de *ses quatre pattes*. Les phénomènes qui en résultent sont singulièrement instructifs et intéressants : l'animal ne s'affaisse plus sur la poitrine, comme à la suite de la ponction du tiers antérieur ; ni sur le bassin, comme lors d'une ponction du tiers postérieur, *mais il s'aplatit sur le ventre.* Tout d'abord, il parvient encore, au prix de très grands efforts, à avancer avec de très fortes oscillations du corps, les pattes écartées et les griffes ouvertes prenant largement appui sur le sol. Puis, la courbe convexe normale du dos s'atténue, s'allonge et finalement s'affaisse pour devenir concave. Il est, dès lors, évident qu'il y a paralysie, non seulement des muscles des extrémités, mais encore des muscles qui assurent la convexité du dos. Mais bientôt ces tentatives de locomotion cessent de se produire, et les quatre pattes, comme si elles étaient soustraites à toute direction physiologique supérieure, ne font plus qu'exécuter des mouvements sans but et sans effet, analogues à ceux d'un homme qui, à plat ventre sur une chaise, ferait le simulacre de ramer ou de nager.

Finalement, il se produit une quadriplégie totale. Mais même alors, comme nous l'avons constaté plus haut, les muscles des extrémités devenues impotentes conservent *leur motilité et leur vigueur.*

Il s'ensuit que c'est dans le tiers moyen du corps du cervelet que sont situés les centres des quatre extrémités et des fléchisseurs de la colonne vertébrale.

Le corps du cervelet contient donc, *dans son tiers antérieur*, les centres des *deux pattes de devant* et des muscles de la nuque, notamment des *extenseurs de la tête* ; dans le *tiers moyen*, les centres des *quatre extrémités* et des muscles de l'épine dorsale, notamment de ses fléchisseurs, et, *dans le tiers postérieur*, les centres des *pattes de derrière*.

En résumant les résultats des recherches dont je viens de faire l'exposé, on arrive aux conclusions suivantes :

Le cervelet est l'organe *nerveux central qui régit directement l'ensemble des fonctions motrices du corps. Il est l'organe des innervations motrices physiologiques, le lieu de réunion de tous les centres d'où les groupes de muscles, appareillés au point de vue fonctionnel, reçoivent leur excitation immédiate, donc l'organe central proprement dit et particulier du mouvement.*

Dans cet organe sont contenus *tous les centres de tous les mouvements volontaires.* Chacun de ces centres préside à une fonction motrice complexe et a *sa localisation spéciale dans le cervelet.*

Chez le lapin, le corps du cervelet renferme les centres des deux extrémités antérieures et des deux extrémités postérieures, localisés, d'une part, *séparément* et, d'autre part, *en commun,* c'est-à-dire *en double.* De plus, le corps du cervelet renferme les centres des *muscles de la nuque et du dos.*

Chacun des deux lobes latéraux antérieurs possède un petit centre pour la patte de devant et un centre plus grand pour la patte de derrière, situées du même côté que lui.

En outre, chaque lobe latéral antérieur renferme les centres du nerf facial, du nerf oculo-moteur, de l'appareil neuro-musculaire qui fait tourner la tête dans le sens contraire, et enfin du nerf pathétique de l'œil du côté opposé.

Il est à supposer que les parties du cervelet inaccessibles à l'expérimentation contiennent les centres des groupes de muscles qui n'ont jusqu'à présent été l'objet d'aucune démonstration, tels que les centres des muscles de la mâchoire, du ventre et de la poitrine [1].

1. Les résultats des expériences du Prof. Adamkiewicz sur la fonction motrice et la localisation des centres

6° *Les phénomènes de compensation du cervelet et la compensation de l'organe tout entier du cervelet.*

En démontrant que l'innervation des muscles des extrémités, si importante au point de vue physiologique, est représentée dans le *seul* cervelet par trois centres à localisation différente, non seulement on éclaircit l'erreur, contenue dans la théorie de Luciani, relativement à la prétendue « homogénéité » du cervelet et à ses rapports particuliers avec les extrémités postérieures, mais on ramène encore à la lumière du jour une vérité nouvelle, longtemps enveloppée du voile des mystères physiologiques et qui fournit l'explication d'une particularité bien connue des organes centraux du système nerveux, mais qui jusqu'à présent n'avait pu encore être élucidée : *c'est le fait que ces organes centraux, en dépit de localisations subtilement établies, supportent des*

moteurs du cervelet ont été confirmés par le Prof. Negro et le Dᵣ Roasenda à l'Académie de médecine de Turin. Voir les comptes rendus du 22 février 1907 in : *Giorn. d. r. Accademia di Medicina di Torino*, vol. XIII, anno LXX, fasc. 1-2. La traductrice.

lésions destructives très profondes sans qu'il s'ensuive des troubles fonctionnels correspondants.

Si puissantes sont les dispositions que la nature a prise pour protéger d'avance contre tout danger les fonctions motrices, que non seulement elle a prévu pour la fonction musculaire, du moins la plus importante, celle des extrémités, plusieurs centres différemment localisés dans l'organe moteur central, mais qu'elle a encore veillé à ce qu'en cas de lésion, les fonctions de *tout l'organe central* et de tous ses centres fussent compensés.

Tels sont les cas isolés où le cervelet a été trouvé affecté chez l'homme et détruit chez l'animal, sans que sa perte ait été ressentie d'une façon générale.

Il ne résulte donc pas de pareils faits que le cervelet doive être pris pour un organe « superflu », comme l'a cru Magendie, ou pour un « appendice » du système nerveux central, comme l'enseigne Luciani ; il s'ensuit, au contraire, qu'il peut, en cas de besoin, être remplacé par d'autres parties du système nerveux central, de même que de grandes portions du cerveau, voire les hémisphères en entier, et même, d'après les recherches de Goltz, la plus grande

partie des deux régions de l'écorce cérébrale,
peuvent trouver une compensation fonctionnelle dans d'autres parties du cerveau. Un
rein, un œil, une oreille ne sont pas non plus
des « appendices superflus » de l'organisme,
et cependant l'un ou l'autre de ces organes
peut être affecté et faire défaut, sans que l'organisme soit embarrassé pour constituer une
compensation de la fonction de l'organe en
défaut[1].

7° La fonction de la volonté et son appareil physiologique.

Les résultats que nous venons d'obtenir et
qui nous montrent le rôle du cervelet, nous
permettent de définir physiologiquement la
grande fonction de la volonté, ainsi qu'il suit.

La volonté est suscitée dans l'écorce cérébrale. *L'écorce est exclusivement l'organe des
fonctions supérieures de l'âme*, et, comme
telle, elle donne naissance aux *notions* et re-

1. Dans son travail sur le « double moteur du cerveau »
(Ueber den Doppelmotor im Gehirn. *Neurol. Centralblatt*,
1907, n° 15), le Prof. Adamkiewicz a démontré par des
expériences sur des lapins que c'est surtout la couche
optique (Sehhügel) qui remplace et compense le cervelet.
La traductrice.

présentations. De leur combinaison résulte l'acte psychique du vouloir. Au point de vue physique, le vouloir découle encore d'une source physique spéciale, induite dans l'écorce cérébrale par les organes des sens qui lui transmettent les impressions du dehors [1].

La volonté, tout comme l'intelligence qui lui est congruente, est le produit de *l'ensemble de l'écorce cérébrale*, mais elle possède aussi, pour les divers complexus organiques composant l'ensemble de l'organisme, des territoires déterminés, situés dans l'écorce, différemment localisés, mais absolument équivalents au point de vue physiologique, ce que j'ai appelé « territoires psychiques ».

Le territoire psychique des *mouvements corporels* embrasse les parties antérieures des hémisphères cérébraux et notamment les circonvolutions centrales. C'est là que naît la volonté qui veut agir par la grosse musculature du corps. C'est là aussi qu'elle met en mouvement cette musculature.

Pour y parvenir, il faut que l'impulsion vo-

1. ADAMKIEWICZ. Wie verrichtet der Wille mechanische Arbeit ? *Zeitschr. f. klin. Medizin*, 1902.

lontaire *excite des centres qui président aux mouvements bruts*, de même qu'il faut que le musicien frappe les touches s'il veut mettre en action le mécanisme producteur de sons.

Jusqu'à présent, on a admis que ce mécanisme se trouvait dans l'écorce cérébrale même, dans les parties antérieures de celle-ci, dans le territoire psychique du mouvement.

Les résultats de nos recherches infirment cette manière de voir. La partie antérieure de l'écorce cérébrale est, comme toute l'écorce cérébrale, uniquement l'organe de l'âme et n'éveille que des représentations et des impulsions volontaires; *mais elle ne renferme pas de centres moteurs*, c'est-à-dire, suceptibles de déterminer *directement* les mouvements corporels.

Les principaux points de transmission de la volonté au mécanisme moteur, *les véritables centres du mouvement*, les touches du clavier, *se trouvent dans le cervelet*. C'est sur ce clavier qu'agit l'impulsion volontaire née dans l'écorce cérébrale ; c'est par lui que l'impulsion volontaire met en action l'appareil moteur, et c'est ainsi que se réalise le mouvement voulu.

La volonté part de l'écorce cérébrale pour

se transmettre aux centres moteurs du cervelet par des fibres de la couronne rayonnante et probablement des pédoncules cérébelleux moyens. A leur tour, les centres du cervelet transmettent, par la voie des cordons cérébelleux latéraux, leur excitation aux grands ganglions des cornes antérieures grises, d'où l'impulsion volontaire se propage, par les nerfs moteurs des racines antérieures, à l'appareil moteur lui-même, c'est-à-dire aux muscles.

C'est là une voie toute différente de celle qui, jusqu'à présent, a été considérée comme étant exclusivement la seule voie suivie par l'impulsion volontaire, qui traversait la couronne rayonnante, la capsule interne, le pied du pédoncule du cerveau et les voies pyramidales pour se rendre aux cellules glanglionnaires multipolaires des colonnes antérieures.

Il ne saurait y avoir de doute que la volonté ne suive *simultanément les deux voies* et que les deux courants d'innervation suscités par elle ne se rencontrent dans les cellules glanglionnaires multipolaires des cornes antérieures, stations extrêmes d'où ils font entrer en fonction, de toutes leurs forces réunies, le mécanisme du mouvement.

Si cette démonstration nous fournit, d'une

part, l'explication de ce fait que la section des faisceaux pyramidaux n'entraîne pas la suspension de la fonction motrice, d'autre part, elle revêt d'une importance plus grande ce fait que le cervelet présente avec le mouvement des rapports d'un caractère tout particulier.

En 1881 [1], j'ai fait remarquer que le cervelet, par son influence tonifiante sur les muscles, règle et précise le mouvement volontaire. Le présent travail fait connaître l'existence, dans le cervelet, du véritable moteur de l'appareil de locomotion, que dirige le machiniste dans l'écorce du cerveau.

Il résulte de tout cela que, en même temps que la volonté naît et met en mouvement l'appareil moteur, il s'établit trois courants d'excitation qui incitent la machine aux mouvements, qui l'actionnent et qui, tout à la fois, lui assurent une marche régulière.

L'un de ces courants passe par la capsule interne et les voies pyramidales pour se rendre aux cellules des cornes antérieures grises.

1. Die Muskelfunktion betrachtet als das Resultat eines Gleichgewichthirns zweier antagonistischer Innervationen, etc. *Zeitschr. f. klin. Med.*, 1881, Berlin.

L'autre, en suivant des fibres de la couronne rayonnante et des pédoncules cérébelleux moyens, atteint le cervelet et intervient dans les centres de l'appareil moteur qui y sont situés pour déterminer, par leur intermédiaire et par la voie des faisceaux cérébelleux latéraux et des cornes antérieures grises, les mouvements voulus.

En même temps se produit dans le cervelet une sollicitation des centres tonifiants, dont l'excitation se transmet, par la voie des cordons postérieurs, également aux cornes antérieures, afin d'arriver, en se joignant aux deux autres courants, à mesurer en même temps et à préciser, de concert avec eux, la fonction musculaire naturelle, voulue.

En reconnaissant que l'écorce cérébrale est comparable au machiniste, le cervelet au moteur et au régulateur et la musculature aux arbres et rouages de la machine, l'on pourrait considérer l'appareil de la fonction de la volonté comme simple, compréhensible et exempt de lacune, s'il ne subsistait dans ce système un fait inexpliqué, donc incompréhensible, à savoir que l'impulsion volontaire se sert, d'une part, *d'un moteur constitué par le cervelet*, et que, d'autre part, elle agit directement sur

les rouages divers de la machine, sans l'intermédiaire d'un moteur, en passant par la couronne rayonnante, le pied du pédoncule du
cerveau et les pyramides. C'est comme si le
musicien, pour produire des mélodies, atta-
quait tantôt les touches, tantôt les cordes du
piano, ou comme si le conducteur de locomo-
tive cherchait à mettre le train en marche,
non seulement par l'intermédiaire de la chaudière, mais encore en allant lui-même pousser
à la roue.

Cependant, il faut remarquer qu'en outre
du cervelet, un deuxième moteur se trouve
à la disposition du cerveau, du côté des pyramides.

Ce deuxième moteur se compose même de
trois chaudières : le noyau lenticulaire, la
couche optique et le noyau caudé qui sont
tous situés sous l'écorce du cerveau, mais qui
sont aussi tous en relation avec elle [1].

Il est pour moi hors de doute que, d'une
part, le cervelet et, d'autre part, le noyau
lenticulaire, la couche optique et le noyau
caudé, du moins des parties de ces noyaux,

---

1. Cf. ADAMKIEWICZ. Die Funktionsstörungen des Gross-
hirns. *Berlin*, 1898, Th. Hoffmann, 181 p.

non seulement remplissent les mêmes fonctions dans la transmission de la volonté, mais encore se suppléent réciproquement, comme se suppléent dans une grande fabrique deux chaudières lorsque l'une d'elles vient à être endommagée ou mise hors de service[1]. De là vient que la destruction, par suite d'hémorragie, de masses ganglionnaires du cerveau n'entraîne *pas* de paralysies persistantes et qu'à l'occasion, le cervelet peut être lui-même détruit sans que cet événement ait pour conséquence l'anéantissement total de la fonction motrice.

Avant de connaître aussi bien qu'aujourd'hui les fonctions du cervelet, je croyais que l'écorce du cerveau suppléait aux ganglions cérébraux détruits. La connaissance que j'ai maintenant acquise, tant des fonctions de l'écorce cérébrale que de celles du cervelet, m'oblige à renoncer à cette conception et à lui substituer celle dont je viens de faire l'exposé.

Les moteurs du cerveau, les ganglions cérébraux, sont reliés par la masse principale des voies pyramidales aux muscles *du côté opposé*

---

1. L'auteur a défendu cette opinion dans un travail expérimental fait en 1907 et cité plus haut. La traductrice.

du corps; les lobes latéraux du cervelet, au contraire, sont reliés aux muscles situés *du même côté* qu'eux. Ce fait indiquerait, ce semble-t-il, que la nature ait voulu prendre, à l'égard de la musculature, une mesure de protection toute spéciale, destinée à la préserver d'atteintes ou d'un arrêt de ses rouages, en établissant, entre les deux moteurs qui agissent concurremment, une séparation non pas suffisante, mais radicale.

En effet, pour qu'une lésion, tant du même côté du cervelet que du côté opposé du cerveau, fût capable de réduire complètement la motilité *tout entière d'une moitié du corps*, il faudrait qu'elle fût d'une étendue tout à fait extraordinaire.

Au moment où, du cerveau, l'impulsion volontaire attaque le clavier double, celui des ganglions cérébraux et celui du cervelet, il s'y produit en même temps, comme nous l'avons déjà vu, une troisième excitation, *l'excitation tonifiante*. La manière dont, en augmentant la tonicité musculaire, elle exerce son action antagoniste, donc inhibitoire sur les muscles excités par les impulsions volontaires peut, selon moi, être comparée à la manière dont agit la pédale, que le musicien met en mouve-

ment au moment même où, frappant les
touches, il veut non seulement atténuer les
sons qu'il en dégage, mais encore les arrêter
net à la mesure voulue. C'est ainsi que la tonicité induite par l'impulsion volontaire modère
le flux de mouvement suscité par l'incitation
volontaire et donne à la fonction musculaire
de la précision et de la justesse.

Mon assertion que le cervelet n'est que le
clavier de la fonction motrice, qu'un organe
moteur, mais non pas un organe fournissant
l'énergie nécessaire au mouvement, je la dé-
duis de ce que la destruction du clavier du
cervelet laisse subsister dans les membres
qu'elle met hors de fonction, comme nous
l'avons vu, outre une certaine motilité élémentaire, toute leur *force brute*.

Il faut donc que les muscles reçoivent la
motilité élémentaire et la force mécanique
brute des stations d'impulsions volontaires situées au-dessous du cervelet, c'est-à-dire des
grandes cellules ganglionnaires multipolaires
des cornes antérieures de la substance grise
de la moelle épinière, à moins que, par la voie
des faisceaux pyramidaux, elles ne leur soient
fournies par les ganglions du cerveau, sous
forme de charge électrique, ce que j'ai récem-

ment démontré et ce à quoi mes expériences
sur le cervelet n'ont touché en aucune
façon [1].

1. ADAMKIEWICZ. Die Grosshirnrinde als Organ der Seele. Wiesbaden, 1902. Abschnitt : Wille.

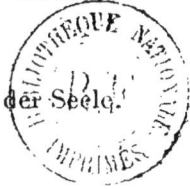

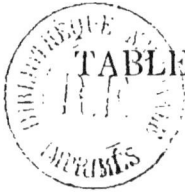

TABLE DES MATIÈRES

MACON, PROTAT FRÈRES, IMPRIMEURS.

www.ingramcontent.com/pod-product-compliance
Lightning Source LLC
Chambersburg PA
CBHW071245200326

41521CB00009B/1630